BEI GRIN MACHT SICH IHR
WISSEN BEZAHLT

AF167202

- Wir veröffentlichen Ihre Hausarbeit,
  Bachelor- und Masterarbeit

- Ihr eigenes eBook und Buch -
  weltweit in allen wichtigen Shops

- Verdienen Sie an jedem Verkauf

Jetzt bei www.GRIN.com hochladen
und kostenlos publizieren

Integration von Pflegekräften mit Migrationsgeschichte in den pflegerischen Alltag eines deutschen Krankenhauses. Analyse von Handlungsmöglichkeiten

Nico Krieglstein

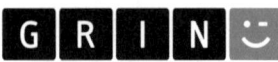

Bibliografische Information der Deutschen Nationalbibliothek:

Die Deutsche Nationalbibliothek verzeichnet diese Publikation in der Deutschen Nationalbibliografie; detaillierte bibliografische Daten sind im Internet über http://dnb.d-nb.de abrufbar.

ISBN: 9783346627469
Dieses Buch ist auch als E-Book erhältlich.

© GRIN Publishing GmbH
Nymphenburger Straße 86
80636 München

Druck und Bindung: Books on Demand GmbH, Norderstedt Germany
Gedruckt auf säurefreiem Papier aus verantwortungsvollen Quellen

Das vorliegende Werk wurde sorgfältig erarbeitet. Dennoch übernehmen Autoren und Verlag für die Richtigkeit von Angaben, Hinweisen, Links und Ratschlägen sowie eventuelle Druckfehler keine Haftung.

Das Buch bei GRIN: https://www.grin.com/document/1189626

Hamburger Fern-Hochschule

Studiengang Berufspädagogik
für Gesundheits- und Sozialberufe (B.A.)

Studienzentrum: Gießen

Möglichkeiten der Integration von Pflegekräften mit Migrationsgeschichte in den pflegerischen Alltag eines deutschen Krankenhauses

Modul: Professionelle Verantwortlichkeit und gesellschaftlicher Rahmen in der Pflege (PVR)

von

Nico Krieglstein

Inhaltsverzeichnis

Abbildungsverzeichnis

1. Einleitung

Bis zum Jahr 2021 ist die Anzahl der Pflegekräfte mit Migrationsgeschichte in Deutschland stetig gestiegen. Waren es zwischen den Jahren 2000 und 2001 noch ca. 75.000 Personen, stieg ihre Zahl bis in die Jahre 2015 bis 2016 bereits auf 218.000 an. Diesbezüglich ist festzustellen, dass hiervon nicht alle Pflegekräfte bereits mit abgeschlossener Ausbildung einwanderten. Im Jahr 2016 hatten ca. 7 Prozent der in Deutschland tätigen Pflegenden mit Migrationsgeschichte ihre Ausbildung in Deutschland absolviert. Dies entspricht einem Anteil von 62.000 Personen. (Braeseke, Lingott, Rickhoff, Pörschmann-Schreiber, 2020, S. 32)

Trotz der ansteigenden Anzahl an ausländischen Pflegenden sind Konzepte für deren Integration in den Arbeitsalltag selten. Verschiedene Vorgehensweisen für die Anwerbung und Rekrutierung der Pflegenden im Ausland enden meist mit der Einreise nach Deutschland. Ziel dieses Beitrages ist es die Möglichkeiten der Integration von internationalen Pflegekräften in einem deutschen Krankenhausalltag zu analysieren. Hierzu sollen aktuelle Herausforderungen bei der Integration behandelt und Lösungsansätze präsentiert werden.

Den Beitrag einleitend werden die Begriffe Migration und Integration definiert. Im theoretischen Teil dieses Beitrages wird die Bevölkerungsentwicklung in Deutschland anhand von drei Kriterien skizziert. Im Anschluss werden exemplarisch sowohl zwei aktuelle Strategien der Anwerbung von ausgebildeten Fachkräften als auch von zukünftigen Auszubildenden vorgestellt. Aufbauend auf die Rahmenbedingungen werden Herausforderungen bei der Integration von internationalen Pflegekräften in eine etablierte Arbeitsgemeinschaft dargelegt. Darauf aufbauend werden neue Strategien der Integration herausgestellt. Zum Schluss werden zwei Erfahrungsberichte von internationalen Pflegenden analysiert. Den Beitrag abschließend erfolgt eine kritische Zusammenfassung aller Inhalte.

Aufgrund des limitierten Umfangs können die analysierten Aspekte nur rudimentär dargelegt werden.

2. Theoretische Grundlagen

Die folgenden Inhalte thematisieren die theoretischen Grundlagen der Integration von Pflegenden in den Alltag deutscher Pflegeeinrichtungen. Darunter die Begriffsdefinitionen, die Bevölkerungsentwicklung in Deutschland, Rahmenbedingungen für die Einwanderung von Pflegenden sowie Herausforderungen bei der Integration von Pflegekräften.

2.1. Begriffsklärung Migration und Integration

Der Begriff „Migration" bezeichnet die dauerhafte Zu- und Abwanderung von Menschen über Ländergrenzen hinweg. Dabei kann Migration unterschiedliche Formen haben. Hierunter zählen die Flucht, Vertreibung, Arbeitsmigration und Familienzusammenführung (Brinkmann & Sauer, 2016, S. 3).

Der Begriff „Integration" bezeichnet auf die Migration aufbauend die chancengleiche Teilhabe aller Menschen an Teilbereichen des gesellschaftlichen Lebens. Sie ist abhängig von gesellschaftlichen, wirtschaftlichen, rechtlichen und politischen Rahmenbedingungen sowie von der Offenheit der Aufnahmegesellschaft (Brinkmann & Sauer, 2016, S. 4).

2.2. Bevölkerungsentwicklung Deutschlands

Aktuell besteht seit 1970 eine konstant niedrige Geburtenrate. Gleichzeitig steigt die allgemeine Lebenserwartung seit 1950 um durchschnittlich 14 Jahre bei Männern und Frauen stark an (Radtke, 2020). Obwohl seit dem Jahr 2012 wieder mehr Kinder geboren wurden, liegt die Anzahl noch immer in einem zu niedrigen Bereich, um die konstante Reproduktion der Bestandsgesellschaft zu ermöglichen. Daraus resultierend ist jede zweite Person in Deutschland heute älter als 45 Jahre, jede fünfte sogar älter als 66 Jahre (Rudnicka & Statistisches Bundesamt, 2021).

Infolge dieser Situation gehen in den nächsten Jahrzehnten alle derzeitigen Prognosen von einem konstant ansteigenden Bedarf an Pflegenden aus, welcher die aktuellen Beschäftigungszahlen signifikant übersteigen wird. Die Spannbreite der Versorgungslücke bleibt hierbei durch unterschiedliche Vorannahmen variabel. Viele Prognosen gehen primär von konstant niedrigen Geburtenraten aus; die Entwicklung der Pflegebedürftigkeit der alternden Gesellschaft ist umstritten. Werden keine effektiven Gegenmaßnahmen ergriffen, wird von einer Versorgungslücke im Umfang von 100.000 bis 400.000 Pflegenden in den nächsten zehn bis 15 Jahren ausgegangen (Koch-Institut, 2015, S. 445).

2.3. Rahmenbedingungen der Einwanderung von Pflegenden

Um dem Personalmangel an deutschen Kliniken und Pflegeeinrichtungen entgegenzuwirken, entscheiden sich diese immer häufiger für die Anwerbung internationaler Pflegekräfte (Gold, Kaets, Schulze, 2020). Dies war nicht immer so, denn seit dem Jahr 1973 galt ein Anwerbestopp für ausländische Arbeitskräfte. Dieser wurde bereits in den 1980er Jahren sowie in den 1990er Jahren schrittweise gelockert. Effektiv für die Zuwanderung von Pflegekräften war diese

2

Reduzierung wegen der nötigen Hochschulqualifizierung allerdings nicht, denn die Pflege gilt in Deutschland als Ausbildungsberuf und wird somit nicht zu den Hochschulberufen gezählt. Eine legitime Lösung für die Pflege trat erst mit einer weiteren Reform im Juli 2013 in Kraft. Diese regelte die Arbeitsmigration für Ausländer, welche „Mangelberufe" ausüben. Sowohl die Alten-, Kranken-, und Kinderkrankenpflege fanden sich mit hoher Priorität auf der Liste der Engpass- oder Mangelberufe wieder (Braeseke et al., 2020, S. 44).

Angesichts des anhaltenden Fachkräftemangels der Pflege in der deutschen Wirtschaft trat am 1. März 2020 das Fachkräfteeinwanderungsgesetz in Kraft. Explizit erleichtert dieses den Zugang zum Arbeitsmarkt von Arbeitnehmer:innen aus Nicht-EU Staaten für den deutschen Arbeitsmarkt. Ineffektive Regulierungen wie die Vorrangigkeitsprüfung sind ausgesetzt. Bei einer Vorrangigkeitsprüfung muss der Arbeitgeber nachweisen, dass er keinen EU-Bürger für die Besetzung des Arbeitsplatzes einstellen konnte. Damit ist die Arbeitsplatzsuche sowie die Aufnahme einer Beschäftigung für Bewerber:innen aus Nicht-EU Staaten vereinfacht. Die Öffnung der Fachkräfteeinwanderung gilt für alle Ausbildungsberufe, bisherige Restriktionen wie die Orientierung auf Mangel- oder Engpassberufe sind bis auf weiteres ausgesetzt. Darüber hinaus haben zukünftige Auszubildenden die Möglichkeit, zum Zweck der Ausbildungsplatzsuche ein Visum für sechs Monate zu erhalten (Braeseke et al., 2020, S. 44-45).

2.4. Herausforderungen im Pflegealltag

Etablierte Arbeitnehmerkonstellationen zeichnen sich durch eine Vielzahl unterschiedlicher Haltungen, Berufsverständnissen und Persönlichkeiten aus. Kommen Personen aus anderen Kulturkreisen hinzu, steigert sich die Komplexität dieser Teams um unterschiedliche kulturelle Verbindungen, Sprachen, Qualifikationen sowie Berufserfahrungen. Mitglieder können diese Aspekte als spannend und abwechslungsreich, aber auch als prekär oder potenziell problematisch erleben (Gold et al., 2022, S. 5-6).

Die Priorität liegt primär auf der möglichst schnellen Einsatzfähigkeit der internationalen Pflegekräfte. Dabei sehen sich die Teammitglieder mit der Aufgabe konfrontiert, diese unter Alltagsbedingungen einzuarbeiten. Dies geschieht unter knappen zeitlichen und personellen Ressourcen und ist für beide Seiten, z. B. wegen Sprachdefiziten der neuen Kolleg:innen herausfordernd. Das Bedürfnis nach Entlastung der etablierten Pflegenden kann nicht unmittelbar befriedigt werden. Dabei kollidiert der Wunsch nach Entlastung mit dem Anspruch, den neuen Kolleg:innen eine intensive Begleitung zu ermöglichen (Gold et al., 2022, S. 6).

Entgegen der Wahrnehmung des Teams werden die internationalen Pflegekräfte mit einer Vielzahl an für sie diffusen und zum Teil ungeschriebenen Regeln und hierarchischen Strukturen konfrontiert. Aufgrund ihrer z. T. noch nicht bedarfsentsprechenden Sprachfähigkeit ist die Kommunikation ihres fachlichen Wissens, ihrer Gedanken und Wünsche eingeschränkt. Daraus resultierend, haben die internationalen Pflegekräfte unter Umständen das Gefühl, sich beweisen zu müssen, um Teil des Teams zu werden. Hierbei stoßen sie allerdings erneut auf Hürden. Berufliche Fähigkeiten, welche sie in ihren Heimatländern zum Teil in einem langjährigen Studium erworben haben, sind in Deutschland nicht Aufgabenbereich der Pflege. Der innere Konflikt wird durch die ihnen zugewiesene Rolle der „Pflegehilfskraft" noch verschärft. Für die Pflegenden ist das Erleben des Verlustes ihres beruflichen Status gravierend (Gold et al., 2022, S. 5f).

Um die Ursachen interkultureller Herausforderungen zu ermitteln hat das IMAP Institut das Projekt „Leuchttürme der Pflege" gestartet. Gefördert durch den europäischen Asyl-, Migrations-, und Integrationsfonds wurden unter dem Motto „Interkulturell ausrichten. Personal binden. Integration fördern" 20 Pflegeeinrichtungen als Pilotstandorte im Bereich Integration und Interkultureller Öffnung begleitet und beraten. Hierbei war eine quantitative Erhebung der Herausforderungen und Bedarfe bei der Integration der Pflegekräfte aus Drittstaaten unverzichtbar. In diesem Rahmen wurden bei einer Onlineumfrage 87 Personen aus Teams und Leitungsfunktionen befragt. Diese sollten auf die Frage antworten, wie sie aufgrund Ihrer Erfahrungen die Arbeit in interkulturellen Pflegeteams beurteilen und was für Herausforderungen sie in der Zusammenarbeit gegenüberstehen (IMAP GmbH & Bundesministerium des Inneren, für Bau und Heimat, 2020, S. 1f).

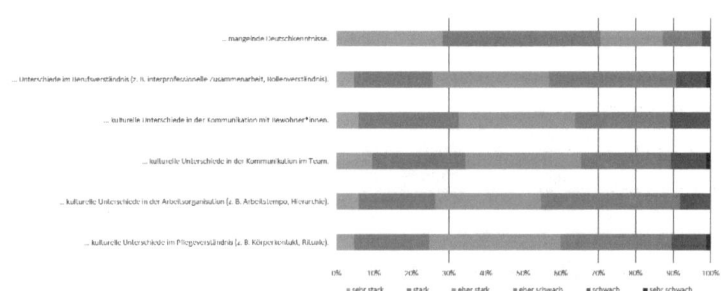

Abbildung 1: Ergebnisse der Umfrage - Was sind Herausforderungen? (IMAP GmbH & Bundesministerium des Inneren, für Bau und Heimat, 2020, S. 5)

(Die Abbildung wird auf der vorletzten Seite größer angezeigt.)

Wie der Abbildung 1 zu entnehmen, ist vor allem die Sprache relevant, hierzu geben fast 90 Prozent der Befragten mangelnde Deutschkenntnisse an. Ebenfalls in diese Kategorie fallen die kulturellen Unterschiede in der Kommunikation im

4

Team und mit Bewohner:innen, welche über 60 Prozent als Hindernis definieren. Weniger bedeutend und dennoch prägnant sind kulturelle Unterschiede im Pflegeverständnis und bei der Arbeitsorganisation sowie das Berufsverständnis (IMAP GmbH & Bundesministerium des Inneren, für Bau und Heimat, 2020, S. 8).

Die Herausforderungen und Hürden im Integrationsprozess internationaler Pflegekräfte werden meist von beiden Seiten als zeitlich limitiert erlebt. Jedoch bleiben die Potentiale der Multikulturellen Teams wie z. B. der Erfahrungsaustausch zu pflegerischen Tätigkeiten, das Einbinden unterschiedlicher Sprachkompetenzen sowie die Förderung und Nutzung der Qualifikationsvielfalt häufig ungenutzt. (Gold et al., 2022, S. 6).

3. Strategien der zielgerichteten Integration

Ableitend von den dargestellten Problematiken wird ersichtlich, welche Bedeutung eine zielgerichtete Integration hat. Im Folgenden werden zwei Ansätze für eine zielgerichtete Integration vorgestellt.

3.1. Integration von ausgebildeten Pflegenden

Das Projekt TransCareKult hat bezüglich der Integration einen ersten Schritt unternommen. Dessen Ziel ist es, den Prozess der Personalgewinnung und -bindung von Pflegefachpersonen zu fördern. Hierzu sollen Pflegeteams durch geschulte Mitarbeitende langfristig gestärkt sowie eine effektive Willkommens- und Anerkennungskultur in Pflegeeinrichtungen etabliert werden. Die Grundlage bildete eine qualitative Studie, welche vom Hessischen Institut für Pflegeforschung im Rahmen des Förderprogramms „Integration durch Qualifizierung" in drei Krankenhäusern und einer Altenpflegeeinrichtung durchgeführt wurde. Ausgehend von den erhobenen Daten wurde ein Qualifizierungskonzept entwickelt, durch welches etabliertes Pflegepersonal und Praxisanleiter:innen, aber auch Personal in Führungspositionen und andere im Integrationsprozess beteiligte Personen auf die Gestaltung von Integrationsprozessen vorbereitet werden. Dieses beinhaltet fünf Bausteine, welche teilweise ineinander übergehen (Gold et al., 2022, S. 7).

Sich solidarisch erklären

Die Fähigkeiten der Teammitglieder anerkennend wird in diesem Baustein die Wertschätzung sowie der solidarische Umgang mit Teammitgliedern reflektiert. Die Vielfältigkeit eines Teams soll als Chance aufgefasst und dominante Mehrheiten als nicht „Gesetzgeber" verstanden werden. Dem folgend werden Handlungsstrategien erarbeitet, um diesen zu begegnen (Gold ebd., 2022, S. 36f.).

Eine gemeinsame Sprache entwickeln

Reflektierend bezüglich kommunikativer Probleme in einem Multikulturellen Team erarbeiten die Teilnehmenden Handlungsstrategien zu deren Vermeidung. Darüber hinaus wird die Bedeutung der Sprache als zwischenmenschliche Schlüsselfunktion reflektiert, aber auch die selbstverständliche Existenz von multiplen Bezeichnungen im Pflegealltag als Hindernis für Nicht-Muttersprachler aufgezeigt. Exemplarisch seien an dieser Stelle die Begriffe „Viggo", „Braunüle" und „Nadel" genannt, welche alle einen peripheren-venösen Zugang bezeichnen (Gold ebd., 2022, S. 30f.).

Teil des Teams sein

Unter Beachtung von Mechanismen der Ausgrenzung und Abwertung wird in diesem Baustein reflektiert, wie sich „Neusein" bzw. „Fremdsein" anfühlt. Darauf aufbauend soll die Bedeutung gegenseitiger Wertschätzung und Anerkennung bei der Zusammenarbeit in transkulturellen Teams erkannt werden. Aus den erarbeiteten Aspekten werden von den Teilnehmenden Handlungsstrategien für die Praxis angeleitet, welche einer effizienteren Integration dienen sollen (Gold ebd., 2022, S. 32f.).

Einarbeitung interaktiv gestalten

Den zentralen Bestandteil bildet in diesem Baustein die nonverbale Kommunikation. Ausgehend von persönlichen Anteilen sowie ihrer fachlichen Expertise bei der Einarbeitung sollen die Teilnehmenden in ihrer Selbstwahrnehmung geschult werden. Besonders herauszustellen sind hierbei kulturelle Unterschiede der Körpersprache, Stimme, Mimik und Gestik bei menschlicher Kommunikation sowie deren Interpretation (Gold ebd., 2022, S. 34f.).

Pflegeverständnis diskursiv aushandeln

Die Erarbeitung eines gemeinsamen Pflegeverständnisses bedarf Zeit und Raum, jedoch auch Austausch der Pflegenden untereinander. Abgeleitet von den unter Kapitel 4 geschilderten Problematiken wird in diesem Baustein die Schaffung eines Raumes zur Auseinandersetzung mit dem eigenen Pflegeverständnis ermöglicht. Die Teilnehmenden sollen Mithilfe von Diskussionsverfahren, Rollenspielen und Standbildern befähigt werden, ihr Pflegeverständnis und dieses gegenüber dritten zu verbalisieren und zu vertreten (Gold ebd., S. 38f.).

3.2. Anwerbung und Qualifizierung von zukünftigen Auszubildenden

Das Bundesministerium für Wirtschaft und Klimaschutz (BMWi) hat in den Jahren 2012 bis 2019 vier Modellprojekte zur Rekrutierung von Auszubildenden aus dem Ausland gestartet. Hierbei wurde Vietnam als Partnerland ausgewählt. Ziel war es, Hindernisse bei der Rekrutierung von Menschen aus Drittstaaten zu ermitteln und zu beseitigen. Weiterhin sollte der Pflegebranche ein Weg der selbstständigen Rekrutierung aufgezeigt werden. Der Fokus des Modells lag primär auf der Rekrutierung aus Drittstaaten, da diese sich durch ein junges Durchschnittsalter bei der Bevölkerung auszeichnen. Gleichzeitig haben sie mehr Schulabsolvent: innen als sie auf ihrem eigenen Arbeitsmarkt aufnehmen können. (Bundesministerium für Wirtschaft und Klimaschutz, 2020)

Nach Abschluss des Projektes wurden die gesammelten Daten in den Jahren von 2016 bis 2019 evaluiert. Diese bestätigten den Erfolg der Modellprojekte. Im Anschluss wurde durch das IGES Institut GmbH ein Leitfaden erarbeitet, welcher dem langfristigen Ziel der selbstständigen Rekrutierung dienen soll. Dieser wurde so weit wie möglich verallgemeinert, sodass er sich als Anleitung für ein breites Spektrum von Pflegeeinrichtungen für die Gewinnung von Auszubildenden aus Drittstaaten eignet (Bundesministerium für Wirtschaft und Klimaschutz, 2020).

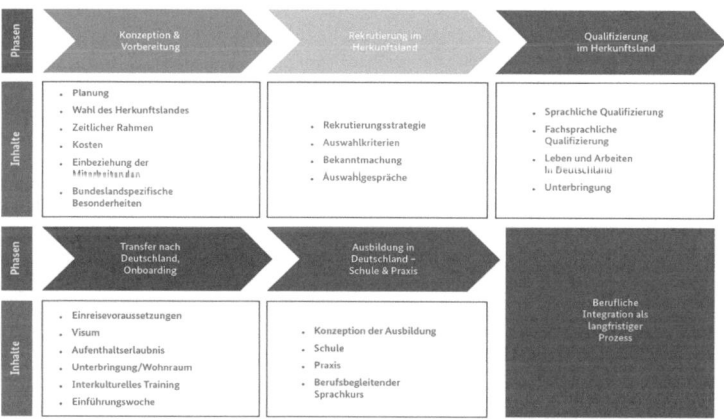

Abbildung 2 Rekrutierungsstrategie von Auszubildenden aus Drittstaaten (Bundesministerium für Wirtschaft und Klimaschutz, 2020)

(Die Abbildung wird auf der letzten Seite größer angezeigt.)

Der Leitfaden sieht, wie in Abbildung 2 dargestellt, fünf Phasen bis zu Integration auf dem deutschen Arbeitsmarkt vor. Hierbei stellt die erste Phase die Konzeption und Vorbereitung dar. In dieser werden Kosten, der zeitliche Rahmen, Einbeziehung von Mitarbeiter:innen, Bundeslandspezifische Unterschiede sowie das Herkunftsland geplant. Daraus folgt die zweite Phase, die Rekrutierung im Herkunftsland. Es werden Rekrutierungsstrategien erstellt, Auswahlkriterien für Bewerber:innen festgelegt und Auswahlgespräche geführt. Anschließend erhalten die Anwärter:innen eine Qualifizierung im Herkunftsland. Diese beinhaltet die sprachliche und fachsprachliche Qualifizierung, Lektionen über das Leben und Arbeiten in Deutschland und Informationen über die Unterbringung (Bundesministerium für Wirtschaft und Klimaschutz, 2020).

Ist die Qualifizierung im Heimatland abgeschlossen, erfolgt der Transfer nach Deutschland. Alle rechtlichen Aspekte wie die Beantragung des Visums und der Aufenthaltserlaubnis werden in dieser Phase abgedeckt. Nach Ankunft der zukünftigen Auszubildenden in Deutschland erfolgt eine Einführungswoche und interkulturelles Training. Die letzte Phase bildet die Ausbildung selbst sowie ein weiterer berufsbegleitend zu absolvierendem Sprachkurs (Bundesministerium für Wirtschaft und Klimaschutz, 2020).

Die vorgestellten Vorgehensweisen stellen beide eine effektive Strategie dar. Durch die intensive Schulung der Mitarbeitenden werden bereits am Anfang die erforderlichen Voraussetzungen der Willkommenskultur geschaffen. Gleichzeitig macht der Arbeitgeber mit der Durchführung der Schulungen sein Interesse an einer erfolgreichen Integration deutlich.

4. Fallbeispielbezogene Analyse

In den nachfolgenden Abschnitten des Beitrages werden zwei ausländische Pflegekräfte zitiert, welche ihre Erfahrungen beim Einstieg in die Pflege beschreiben.

4.1. Pfleger A. Malicevic

Im Fokus der zunächst ersten Analyse steht der 38 Jahre alte Pfleger Hr. Malicevic, welcher eine vierjährige Ausbildung zum Pflegefachmann absolviert hatte. Im Anschluss darauf besuchte er gesundheitsbezogene Bachelor- und Masterstudiengänge an der Universität von Zenica. (Gold et al., 2022, S.17)

„Wer als Ausländer in Deutschland zurechtkommen will, muss die Sprache beherrschen – daran führt kein Weg vorbei. Deutsch zu lernen, fiel mir anfangs sehr schwer. Aber die Kolleginnen und Kollegen waren geduldig und verständnisvoll – das hat mir sehr geholfen. Mein Heimatland Bosnien und Herzegowina verlassen habe ich wegen einer Familie. Ich bin verheiratet und habe zwei Kinder – Deutschland bietet ihnen Sicherheit und eine bessere Zukunft. Bei meiner jetzigen Arbeit schätze ich die gute Organisation und die standardisierten Abläufe. Was ich allerdings vermisse sind die Arbeitszeiten, die ich aus

Bosnien gewohnt war: 12 Stunden Arbeit und dann 24 Stunden frei – das war eindeutig besser." (Gold et al., 2022, S.17)

Der Kommentar bestätigt noch einmal die Bedeutung der Sprache und deren Wichtigkeit für eine gute Integration. Hr. Malicevic berichtet zudem von der großen Hilfe der Kolleg:innen, welche geduldig und verständnisvoll waren. Eben diese Bedingungen sollen mit dem Schulungsmodell von TransCareKult geschaffen werden. Es soll eine Willkommenskultur entstehen, in welcher sich neue Pflegende wohlfühlen sowie Unterstützung und Verständnis erfahren. Leider deckt dieses nicht den Aspekt des im theoretischen Teil thematisierten Spracherwerbs ab.

4.2. Pflegerin A. Duque Höflich

Im Fokus dieser Analyse steht die 21 Jahre alte Pflegerin Fr. Duque Höflich. Sie ist gebürtige Kolumbianerin mit deutschen Wurzeln. Im Jugendalter zog sie mir ihrer Familie nach Spanien. Von 2018-2021 absolvierte sie an der Uniklinik Köln eine Ausbildung zur Pflegefachfrau. Seither ist sie auf einer kardiologischen Station tätig. (Gold et al., 2022, S.18)

„Anfangs war die größte Herausforderung, die Arbeitsweise der deutschen Kolleginnen und Kollegen zu verstehen. Die kolumbianische Mentalität unterscheidet sich in sehr vielen Punkten von der deutschen. Am meisten fehlen mir die Herzlichkeit und Wärme der Südamerikaner. Man fühlt sich immer gut aufgehoben und willkommen – wie ein Teil der Familie, egal wohin man kommt. Außerdem sind die Kolumbianer in vielen Bereichen des Lebens entspannter und lockerer. Dafür sind die Deutschen organisierter und strukturierter. Mein Ziel ist, nun erst mal ein paar Jahre Berufserfahrung zu sammeln und dann zu studieren. Ich interessiere mich für Public Health. Ich möchte mich mit dem Gesundheitswesen verschiedenen Ländern befassen und Lösungen entwickeln, diese zu verbessern." (Gold et al., 2022, S.18)

Im vorherigen Kommentar liegt der Fokus deutlich auf kulturellen Differenzen. Auch heute noch vermisst sie Merkmale ihrer Herkunftsgesellschaft. Wird nun das Schulungsmodell auf solche Teams angewandt, finden die internationalen Pflegenden Teammitglieder vor, welche die vorliegenden Differenzen kennen und sich dieser bewusst sind. Besondere Bedeutung haben in diesem Zusammenhang die im theoretischen Teil thematisierten Bausteine „Teil des Teams sein", „Einarbeitung interaktiv gestalten" und „Pflegeverständnis interaktiv gestalten".

5. Zusammenfassung und Fazit

Ziel dieses Beitrages war es, Strategien für eine zielgerichtete Integration von Menschen mit Migrationsgeschichte in den deutschen Pflegealltag zu beleuchten. Hierzu wurde im ersten Kapitel dieses Beitrages wurden die Begriffe Migration und Integration definiert. Anschließend wurden die Rahmenbedingungen für die Einwanderung von Pflegekräften in der Vergangenheit bis heute skizziert. Es folgten Herausforderungen bei der Zusammenarbeit mit internationalen Pflegekräften aufgrund von Umfrageergebnissen beschrieben wurden. Aufbauend auf diesen Ergebnissen wurden zwei Strategien für die Integration und Mitarbeiterbindung an deutschen Kliniken dargestellt. Weitergehend wurden diese mit Erfahrungsberichten zweier internationaler Pflegekräfte verglichen.

Aus den dargelegten Entwicklungen der Bevölkerungsstruktur in Deutschland lässt sich ein dringender Handlungsbedarf bei der Integration von Pflegenden ableiten. Meist werden diese neben der eigentlichen Arbeit der etablierten Pflegekräfte eingearbeitet. Dies ist häufig nicht zielführend, denn eine effektive und nachhaltige Einarbeitung von ausländischen Pflegenden benötigt personelle und zeitliche Ressourcen. Dabei kann die Multidimensionalität von Pflegeeinrichtungen, wie z. B. Fachrichtung, Zusammensetzung des Pflegeteams und Größe der Einrichtung nicht auf ein einzelnes Modell als Handlungsstrategie übertragen werden.

Eine Einrichtung sollte demzufolge ihre individuellen Bedürfnisse an Personal sowie ihre Leistungsfähigkeit bei der Einarbeitung überprüfen. Anhand der Ergebnisse sollte eine Handlungsstrategie ausgewählt werden, welche zu den individuellen Bedürfnissen der Einrichtung passt.

Inwiefern dies in der Praxis umsetzbar ist, muss in Anbetracht des permanenten Personalmangels und der damit einhergehenden Rahmenbedingungen in der Pflege kritisch hinterfragt werden. Jedoch bleiben angesichts des steigenden Bedarfes an Pflegenden kaum Alternativen.

Quellenverzeichnis

Bonacker, M. & Geiger, G. (2021). Migration in der Pflege: Wie Diversität und Individualisierung die Pflege verändern (1. Aufl.). Springer.

Brinkmann, H. U. & Sauer, M. (2016). Einwanderungsgesellschaft *Deutschland: Entwicklung und Stand der Integration* (1. Aufl.). Springer.

Bundesministerium für Wirtschaft und Klimaschutz. (2020, 24. März). Erfolgsmodell für die Pflegebranche. Verfügbar unter https://www.bmwi.de/ Redaktion/DE/Schlaglichter-der-Wirtschaftspolitik/2020/04/kapitel-1-8-erfolgs modell-fuer-die-pflegebranche.html [29. Dezember 2021].

Braeseke, G., Lingott, N., Rickhoff, S. & Pörschmann-Schreiber, U. (2020, August). Kriterien zur Analyse von Drittstaaten zur Gewinnung von Auszubildenden für die Pflege. Verfügbar unter https://www.bmwi.de/ Redaktion/DE/Publikationen/Studien/kriterien-zur-analyse-von-drittstaaten-zur-gewinnung-von-auszubildenden-fuer-die-pflege.pdf? __blob=publicationFile&v=10. [31. Dezember 2021].

Gold, C., Kaets, V., Kraus, K. & Schulze, P. D. U. (2020). Qualifizierungskonzept „TransCareKult" Ein Materialband für Trainer*innen in Gesundheitsberufen. Qualifizierungskonzept „TransCareKult" Ein Materialband für Trainer*innen in Gesundheitsberufen.

Gold, C., Kaets, V. & Schulze, P. D. U. (2022). Die Schwester, der Pfleger. Vielfalt als Chance - Pflegende aus dem Ausland, 61(01). Deutscher Berufsverband für Pflegeberufe.

IMAP GmbH & Bundesministerium des Inneren, für Bau und Heimat. (2020, 4. August). Leuchttürme der Pflege Interkulturell ausrichten. Personal binden. Integration fördern. Verfügbar unter https://www.imap-institut.de/sites/default/files/ Broschüre_Pflegekräfte%20aus%20dem%20Ausland.pdf. [02. Januar 2022].

Saß, A., Lampert, T., Prütz, F., Seeling, S., Starker, A., Kroll, L. E., Rommel, A., Ryl, L. & Ziese, T. (2015). Gesundheit in Deutschland (Gesundheitsberichterstattung für Deutschland). Robert Koch-Institut.

Radtke, R. (2020). Lebenserwartung von Männern und Frauen bei der Geburt in Deutschland im Zeitraum der Jahre 1871 bis 2020. de.statista.com. Verfügbar unter https://de.statista.com/statistik/daten/studie/185394/umfrage/entwicklung-der-lebenserwartung-nach-geschlecht/ [18. Januar 2022].

Rudnicka, J. & Statistisches Bundesamt. (2021). Zusammengefasste Geburtenziffer*: Entwicklung der Fertilitätsrate in Deutschland von 1990 bis 2020. Verfügbar unter https://de.statista.com/statistik/daten/studie/36672/umfrage/anzahl-der-kinder-je-frau-in-deutschland/#professional [4. Januar 2022]

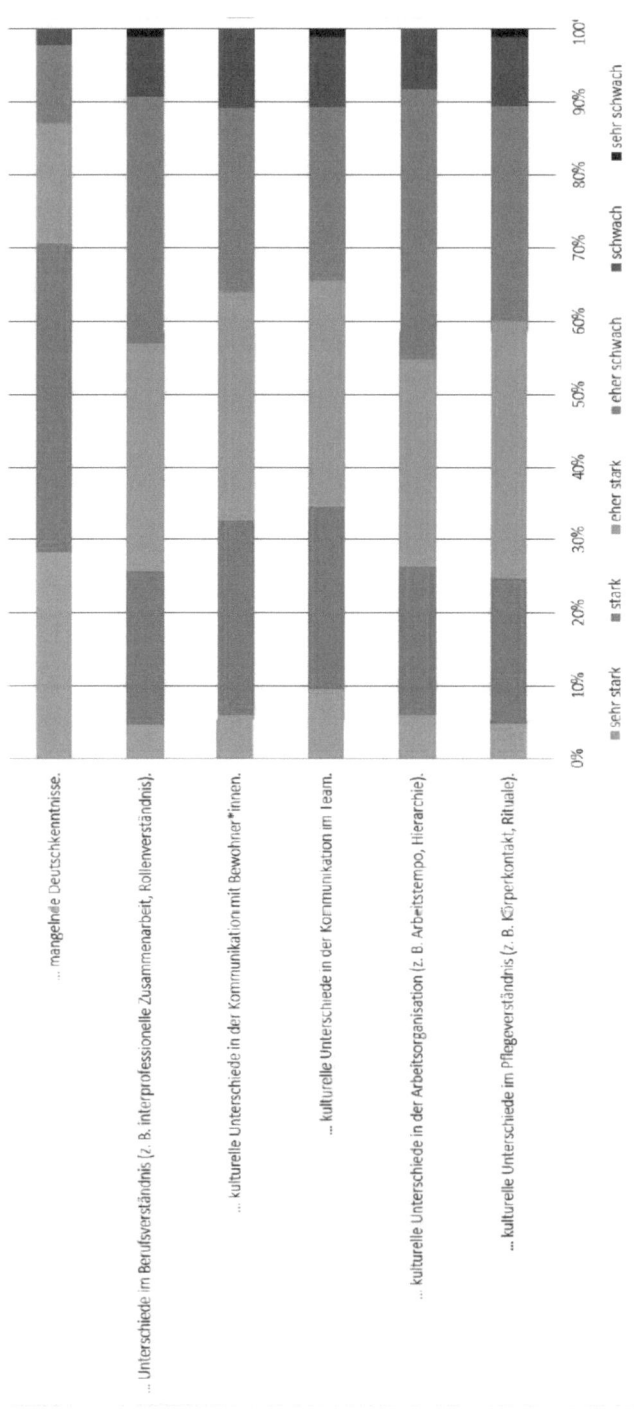

Abbildung 1 (siehe S. 5)

(Abschnitte von links nach rechts: sehr stark, stark, eher stark, eher schwach, schwach, sehr schwach)

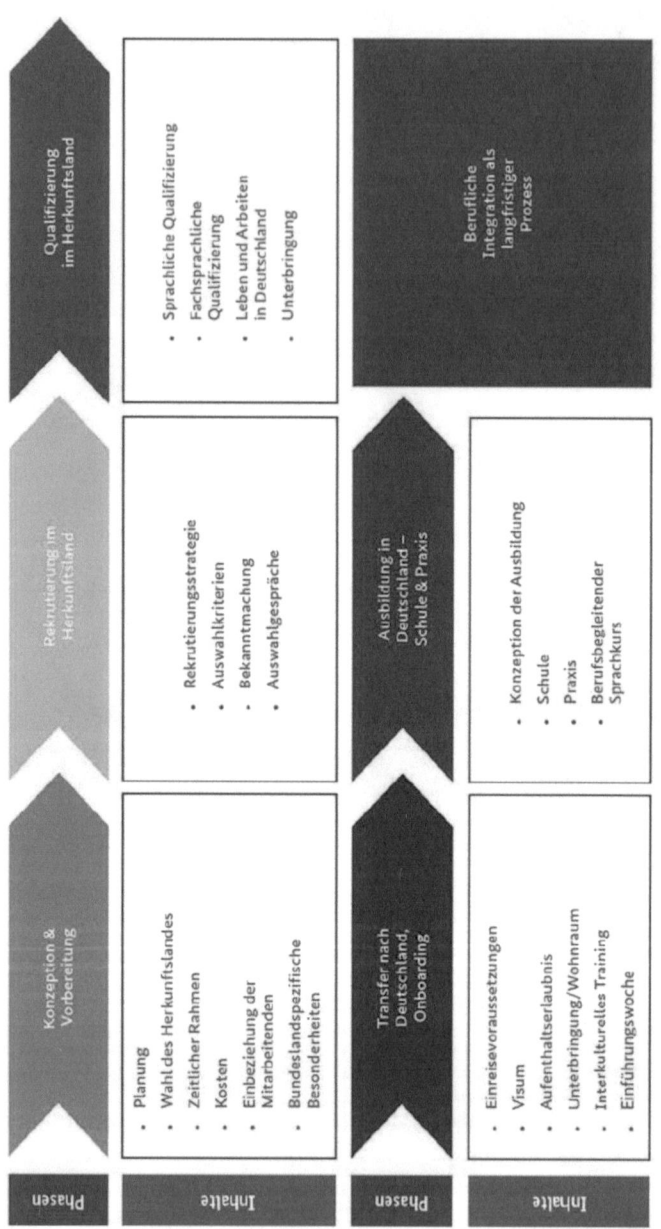

Abbildung 2 (siehe S. 7)